AF460893

LA BEAUTÉ

SIGNE DE SANTÉ

CONFÉRENCE A L'HOTEL DE VILLE

de Saint-Etienne, le 3 mars 1867,

PAR

LE Dr FÉLIX MICHALOWSKI

Vice-Président de la *Société Impériale d'agriculture, industrie, sciences, arts et belles-lettres du département de la Loire.*

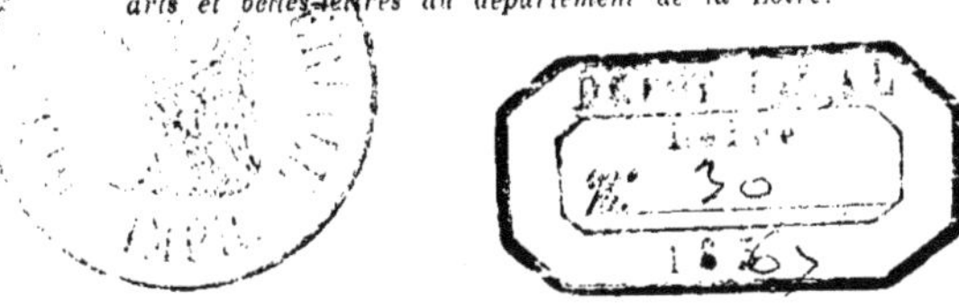

SAINT-ETIENNE

IMPRIMERIE DE Ve THÉOLIER ET Ce,

Rue Gérentet, 12, au rez-de-chaussée.

1867

LA BEAUTÉ, SIGNE DE SANTÉ.

Mesdames et Messieurs,

Platon définit le beau en disant que c'est la splendeur du vrai. Pour appliquer cette définition à la beauté humaine, il suffit de remarquer que le vrai, dans la formation du corps vivant, c'est la forme naturelle, la forme attribuée à chaque créature par l'Acte créateur. Cette forme est toujours parfaite et belle à sa manière. En se modifiant accidentellement, en s'éloignant du type divin, elle se fausse, et devient imparfaite, difforme, ou laide : car c'est tout un. La laideur n'est qu'une déviation, un état morbide réputé congénial, c'est-à-dire de naissance, mais que, le plus souvent peut-être, on ne gagne que plus tard. J'ai à cœur de montrer que ce mal redoutable, puisqu'il est si redouté, issu de causes endémiques et passagères, ne saurait être indélébile.

Les lois du monde physique apparaissent inflexibles. La chute d'un corps est toujours l'expression exacte et nécessaire des forces qui la sollicitent. Si dans une combinaison chimique un seul atome fait défaut, rien ne se fera. Le domaine métaphysique, celui de la vie et de la pensée, a au contraire pour attribut la contingence, c'est-à-dire une certaine latitude. Si toutes les conditions indispensables à l'exercice parfait de la vie, ne se trouvent pas quelque part, on vivra moins bien, mais on vivra quand même. On se plie insensiblement au changement des circonstances, on s'y prête, on s'y conforme, on s'y habitue, et l'habitude devient une seconde nature.

Mais la seconde nature n'est pas la vraie nature, quoiqu'on dise. Il n'est nullement démontré que les changements accidentels puissent acquérir dans l'organisme une permanence indéfinie ; l'expérience prouve au contraire qu'ils s'effacent plus ou moins vite. La cause adventice disparue, la nature, la vraie, reprend ses droits imprescriptibles.

Il est vrai qu'on s'efforce de remettre tout cela en question. Le romancier Cooper trouve quelque part une péripétie émouvante, en faisant tout-à-coup braire un âne que les Peaux-Rouges prennent pour le grand-père du lapin. En « filiation progressiste par sélection naturelle » professée aujourd'hui, c'est au contraire le lapin qui serait l'aïeul de l'âne. Aussi bien des Académiciens célèbres se proclament-ils, en toute conviction, les descendants de grands singes. Le progrès fait des miracles depuis qu'on l'a fait dieu.

Si toutefois on préfère à ces nouveautés ingénieuses et piquantes, les faits réels, voici ce qu'on observe. Une plante réussit à merveille sur les sommets des Alpes : elle a été faite pour cela. Une autre jetée là par hasard, ne s'acclimate qu'avec peine. Le chêne rampe (mais ne devient pas cresson), le sapin élancé se cache au creux d'un rocher. Ils végètent ainsi d'âge en âge, d'une génération à l'autre, ils s'accoutument à l'état d'avortons, ils ont l'air d'en être contents : mais qu'on les tire de là, qu'on les replante dans un milieu propice, et les nains se redressent, s'élancent vers les nuages.

C'est l'image de l'existence humaine. S'il y avait dans la

Grèce antique de vivants modèles des Apollons de Belvedère et des Vénus de Milo, c'est que le climat, le climat social avant tout, y favorisait au possible l'épanouissement de la nature humaine, — au profit du petit nombre. Imbus de l'esprit, dont le Discours sur la Montagne est la plus haute expression, nous convions l'Humanité entière au banquet de la vie. Emancipée des peines qui l'accablent maintenant, elle se redressera un jour, comme ce chêne des Alpes : et il y aura peut-être alors des hommes et des génies plus beaux qu'au berceau des Muses.

Dans mille ans ou plus tard. Toujours est-il qu'en voyant combien les règles d'hygiène, les moins difficiles à observer, peuvent changer les plus tristes apparences, chez les enfants surtout ; et en songeant, d'autre part, combien notre condition matérielle et morale, si misérable autrefois, laisse à désirer encore : on ne peut s'empêcher de croire que les bornes de notre perfectionnement physiologique, loin d'être atteintes et dépassées, ne sont peut-être ni connues, ni même soupçonnées encore.

Les Américains du Nord allant comme toujours, droit au but, ont organisé des expositions publiques de petits enfants, où l'on prime les mieux réussis. Cette manière d'encourager l'espèce n'est guère à notre usage ; nous ne pouvons que nous appliquer à l'étude de ces questions, sociales par excellence, comme la suivante par exemple :

D'où vient que la moitié de nos enfants succombe dès les premières années, et que les petits loups s'élèvent tous dans les bois ? Nous sommes réduits, dans la présente occurence, à une assertion sommaire. Si les loups nouveaux-nés réussissent dans les bois, c'est qu'ils ne mangent de la viande que quand ils ont des bonnes dents. Tous les mammifères — l'homme, la baleine ou la chauve-souris — ne doivent se nourrir dans la première période de leur existence qu'avec le lait maternel, puisque la nature a pris soin de leur en préparer. Tout autre aliment ne peut que leur gâter le sang. Du bon lait, rien que du lait, voilà le premier besoin de l'homme, et un des plus vrais.

Mais il n'est pas indispensable d'en abreuver l'enfant nuit et jour, sans rémission. Il n'y gagne rien, la meilleure nourrice ne peut donner à l'enfant plus de sang que n'en a départi la nature à cette fin. Car c'est bien du sang que boit l'enfant : du vrai sang rouge, qui blanchit et se filtre au moment d'affluer seulement. Il est douteux qu'aucun pélican ait jamais nourri ses petits avec le sang tiré de sa poitrine, mais toutes nos mères en ont fait autant, et la fable antique se trouve n'être qu'un emblême, gracieux et touchant, du dévouement maternel.

Si l'enfant tette trop souvent, il n'augmente pas en proportion sa nourriture, il l'allonge seulement avec de l'eau, il boit du lait baptisé, comme ceux qui l'achètent. L'inconvénient serait médiocre s'il se bornait là. Mais la digestion est une opération successive, il faut du temps pour transformer, peu à peu, les substances alimentaires en élément assimilable. Si pendant que l'opération est déjà avancée, on en commence une nouvelle, on condamne tout simplement l'appareil digestif à faire deux choses à la fois Il ne manque jamais de les mal faire l'une et l'autre. A tout âge, un intervalle déterminé entre les deux repas est nécessaire ; l'expérience a prononcé à cet égard depuis longtemps, puisque dans toutes les langues généralement connues, il y a trois mots pour nommer les trois repas du jour. Cette expérience antique consignée dans le langage, nous enseigne encore qu'un seul repas doit être substantiel et abondant. Le matin, il suffit de *déjeuner*, c'est-à-dire de rompre le jeûne. Avec un morceau : disent les langues germaniques. Avec un mor ceau de pain : semblent dire quelques dialectes slaves. Et le *souper*, c'est une soupe : quelques tranches de pain arrosées d'eau bouillante. On y met encore du beurre à l'ordinaire, — mais tout le monde n'en met pas !

Une digestion empiétant sur l'autre, l'appareil surchargé de besogne n'élabore qu'à demi les sucs nutritifs, et ne fournit à l'économie qu'une substance incapable de la restaurer convenablement. Le besoin de nourriture mal satisfait se traduit par une faim insolite qui provoque une nouvelle envie de manger. On mange donc encore et on digère encore plus mal. Le désordre se glisse dans la machine vivante, l'envahit de proche en proche. La vraie cause de la mortalité effrayante qui frappe les enfants est là : qu'on le sache bien. Si beaucoup en réchappent, c'est parce que la maladie les arrête encore à temps. De même que les jambes fatiguées de marcher, refusent d'aller plus loin, et retrouvent les forces dans le repos, de même la fatigue de l'appareil digestif, en procurant le dégoût du manger, ramène la santé par la diète. La maladie est souvent un bienfait de la nature. — Mais il est temps de pénétrer dans le fond même de notre sujet, en résumant, à notre point de vue, l'historique de la fonction préposée au développement et à l'entretien de nos tissus.

Notre corps peut être envisagé comme un édifice composé de molécules cellulaires, ayant la faculté de s'imbiber à satiété du suc nourricier qui vient les baigner, et de se vider ensuite par une contraction active quoique obscure. Je dois avouer que cette contraction active du parenchyme organique ne paraît pas admise dans les écoles : mais il est impossible d'expliquer autrement le retour du sang au cœur, les mouvements fluxionnaires et autres faits analogues. Les explications qu'on en donne ne soutiennent pas l'examen.

Au centre de tout l'édifice se tient le cœur, cellule gigantesque relativement aux autres, dont l'énergique pulsation fait pénétrer le sang jusque dans l'intime profondeur des tissus, qui s'en nourrissent, et renvoient aussitôt leur déjection au cœur. Le va et vient du liquide nourricier s'opère à l'aide d'un système circulaire des tuyaux, communiquant d'une part avec les organes digestifs et respiratoires où ils puisent les matières organiques nouvelles, et d'autre part, avec les reins chargés d'expulser au-dehors la matière usée et hors de service.

L'impulsion vient du cœur, chef-d'œuvre de la mécanique vitale, si tout n'y était chef-d'œuvre. Il ne se contente pas de livrer à chaque pulsation, à chacune des cellules du corps, son repas, sa ration d'entretien, — non pas au hasard, comme l'arrosoir du jardinier qui verse toute une ondée sur un brin d'herbe et n'en donne rien à un autre, — mais avec une régularité et une mesure parfaites, donnant à chaque molécule tout ce qu'il faut, rien au-delà. Ce pourvoyeur de l'économie qui jamais ne se lasse, en est encore une vigilante sentinelle. De même qu'un animal malade refuse instinctivement la nourriture, nos organes paraissent quelquefois refuser le sang, qui les traverse alors sans être consommé régulièrement. Aussitôt le cœur redouble d'activité pour suppléer par l'abondance au manque d'appétit ; et la façon qu'il y met : le rythme, la force, la fréquence, l'amplitude, c'est la boussole du médecin.

Partout on accuse le cœur d'être bon ou mauvais, sensible, tendre, aimant .. ou plus dur qu'un rocher et froid comme la glace. Les adeptes de l'école positive répondent à cela que le cœur n'est qu'un muscle creux, une poche incapable de nourrir les passions. Sans doute il n'en nourrit point pour son compte : mais il éprouve et semble éprouver le premier l'effet de tout ce qui affecte notre moral. Un cri sinistre nous frappe à l'improviste : avant même que nous sachions ce que c'est, la pâleur du visage montre déjà que le cœur ému s'est arrêté un instant. Mais une seconde de réflexion a fait reconnaître que ce cri terrible n'était que le cri d'un chat échaudé : et notre visage est déjà ranimé... c'est que le cœur a redoublé de battements pour ratrapper le temps perdu. N'a-t-il pas vraiment l'air d'avoir su avant nous-mêmes, que nous sommes rassurés, et même un peu honteux de tant de compassion pour un chat échaudé, nous qui voyons quelquefois périr un ami — et même tout un peuple ami — sans nous en émouvoir beaucoup ?

Je ne puis cependant dissimuler une objection en rappelant ici la belle théorie de M. Claude Bernard. C'est le visage qui d'ordinaire pâlit ou rougit seul : comment le cœur peut-il borner ainsi son action à une seule région du corps et qui serait passive elle-même? Le corps vit tout entier et toute vie est active ; chaque molécule organique, c'est au fond un cœur élémentaire et minime, qui prend et qui rend le liquide nourricier tout comme le cœur général. La syncope de la circulation locale qui fait naître la pâleur, ou le redoublement qui produit l'incarnat, doivent s'opérer sur les lieux : mais le cœur donne la réplique Tout ce qui affecte un point quelconque de l'agrégat vivant, émeut à l'instant son vigilant régulateur et compensateur central.

On sait que le dernier battement du cœur marque le terme de la vie ; on a vu le cœur du requin arraché et mis sous verre, y palpiter encore vingt quatre heures. Et ce qui donne une idée peut-être encore plus haute de la puissance vitale qui est dans cet organe, c'est la singulière faculté que voici : il commence à faire son office avant d'être fait lui-même. Si on examine un œuf de poule, couvé depuis vingt-huit heures en moyenne, on y aperçoit déjà un point qui se meut, une palpitation imperceptible et rare au début, mais qui va s'accélérant. Bientôt on distingue une vésicule entourée de quelques filaments. La vésicule s'allonge, bat rapidement : c'est le cœur et les vaisseaux du poulet futur.

Il est probable que le corps entier ne se forme pas autrement. Un mouvement oscillatoire porte l'atome de matière organique à la place qu'il doit occuper... je me trompe : à la place qui devra être occupée durant la vie entière Quant à l'atome, à peine fixé, qu'il se consume déjà, en brûlant, dit la science du jour, dans l'oxygène que le sang puise dans la respiration. La chair, changée ainsi en urée, se dissout dans le sang pour être bientôt éliminée. Mais avant même que l'atome brûlé ait abandonné la place, une autre molécule s'y établissait déjà, pour subir les mêmes vicissitudes.

Voilà ce qui paraît accessible, aux yeux ou à l'esprit, dans la formation du corps vivant. Au-delà, tout un monde de mystères. Des savants, très-convaincus, affirment qu'au-delà il n'y a rien. Mais que de faits inexplicables par les actions moléculaires ou les propriétés des tissus, et qui ramènent, quoi qu'on fasse, l'idée d'une force supérieure aux organes, de cette force qui, au début de l'incubation, fait palpiter dans l'œuf un point encore fluide pour commencer le corps vivant. Les forces chimiques fournissent les matériaux, la force vitale les dispose selon un dessin spécifique, permanent, prémédité dans le Suprême laboratoire.

Dessin, plan, forme, ou mieux : moule invisible où la matière organique est forcée de s'enfermer, de se caser molécule par molécule. Ce moule, œuvre de la Sagesse créatrice, ne peut qu'être parfait, mais ses produits sont quelquefois loin d'en reproduire l'exacte empreinte.

A juger les apparences, les êtres qui obéissent aveuglément aux instincts naturels, atteignent généralement leur type accompli. Jamais artiste n'a fait un lion plus beau que le lion de l'Atlas, ou un éléphant ayant l'air plus grandiose et plus compassé que l'éléphant de l'Inde. Quant à l'homme, comment croire qu'il ait jamais atteint sa forme idéale, puisqu'il ne la connait même pas, et la cherche toujours, et qu'il épuise son génie pour s'en faire au moins une vaine image? L'histoire de l'art qui occupe une si grande place dans l'histoire de la civilisation, n'est au fond que l'inventaire de nos efforts passionnés, pour saisir, pour deviner avant qu'elle apparaisse vivante, l'idée divine de la forme humaine, — car personne ne se figure sans doute, que ce type idéal, cette vision extatique des Phidias et des Raphaël, soit quelque chose d'arbitraire! Nous sommes ainsi faits que nous haïssons l'arbitraire en tout, même en peinture; et la beauté parfaite, c'est justement ce qui nous attire, nous charme et nous domine le plus.

Ce pouvoir, on l'accuse d'être sensuel. C'est en tout cas une sensualité qui est dans l'âme. C'est un sentiment délicieux, exquis entre tous, un instinct devenu intelligible, un véritable pressentiment de la vie immortelle qui nous attire à elle. Les animaux ont leur instinct, nous avons le nôtre, l'instinct des choses divines. Ce qu'on appelle instinct, c'est un charme qui fascine et attire les créatures là où il faut qu'elles aillent. La qualité des objets qui fait un tel effet sur l'homme, nous la nommons le beau.

Cependant il y a des choses qui semblent très-belles à une personne, et beaucoup moins à une autre? C'est que ces choses-là ne sont pas parfaitement belles, car ce qui est contesté n'est pas incontestable. Mais il y a au moins deux choses que personne ne saurait nier, et si quelqu'un s'avisait de les nier, on dirait qu'il est fou. C'est donc là qu'est le vrai objet, l'objet essentiel de l'instinct propre à l'homme, le charme tout-puissant que Dieu nous a jeté. Ces deux belles choses, d'une beauté souveraine, sans contestation possible, qui luisent comme l'étoile du matin au firmament de notre destinée, — vous les avez nommées avant moi — c'est l'Intelligence et la Vertu. Nous ne pouvons ne pas adorer ces reflets de la Sagesse et de la Bonté divine, nous sommes contraints d'admirer malgré nous tout ce qui en a le cachet, serait-ce un beau visage ou seulement un regard où se mire une belle âme. Le culte sincère de la beauté sensible n'a jamais eu d'autre source. L'idée ou plutôt le sentiment de la perfection en fait le charme unique dans les objets qui n'intéressent pas nos affections intimes; et quand le cœur s'en mêle, il faut ajouter à ce charme mystérieux, l'amour instinctif, autant dire l'égoïsme de la race. Les sympathies qu'on éprouve tout-à-coup, ou les antipathies inexpliquables, s'expliquent très-bien par un instinct conservateur de la race. Le besoin de la perfectionner est le secret motif qui nous dicte nos amours à notre insu, et nous pousse malgré nous à préférer telle union à telle autre. Que de fois on s'est égayé aux dépens de femmes d'une taille élevée, épousant de petits hommes. Le goût peut paraître singulier mais il est fort sage, car si les demoiselles de six pieds épousaient des hommes d'une taille proportionnelle, quelle taille auraient leurs enfants?

En résumé, la beauté souveraine suppose la forme accomplie. Et la forme accomplie, c'est ce qui procure la convenance parfaite des moyens avec le but.

Cette convenance, dans le corps vivant, se manifeste par la longévité et par la santé. Pour vivre un siècle (ou deux : l'illustre M. Flourens opine je crois pour ce dernier chiffre), et pour vivre en bonne santé, il faut un corps bien fait. Pour la santé du corps, la chose est si claire qu'elle doit se passer de commentaire. Mais il y a aussi la santé de l'esprit : et pour celle-ci on pourrait supposer qu'il y a lieu à quelque doute. Un proverbe latin qu'on répète souvent parce qu'il est juste, dit bien, que pour avoir l'esprit sain il faut un corps sain. Mais on voit fréquemment des personnes disgraciées au physique, qui ne se font pas remarquer moins par une intelligence d'élite ; et un proverbe rimé par Delavigne :

« Quand ils ont tant d'esprit, les enfants vivent peu... »

semble déclarer incompatibles, la vigueur intellectuelle avec une bonne santé.

Mais c'est peut-être pousser trop loin les illusions maternelles, ou paternelles. Ce n'est point l'esprit qui rend malades les enfants : c'est l'esprit, au contraire, qui mûrit avant le temps, parce que le germe latent de mort prochaine, presse le principe vital de s'accomplir à la hâte. Un fruit qui recèle un ver qui le ronge, mûrit vite et tombe. Pour bien jouer du violon, il faut au moins deux choses : un artiste habile et un bon violon. Que les cordes se relâchent ou qu'elles se cassent, l'artiste sait y mettre ordre : mais sur un violon complétement détraqué, personne ne saurait jouer à notre entière satisfaction. Dans l'homme, l'artiste, c'est l'âme pour le moral et la force vitale pour la vie organique. Celle-ci, mieux qu'aucun artiste au monde, fabrique, répare et entretient elle-même son instrument. Mais il y a des limites à tout, et il y a des maux irréparables. Des altérations du cerveau absolument inappréciables, suffisent pour l'empêcher d'accomplir son office. Dans un autre cas, un autre organe sera gêné ou empêché : et il se peut que l'organe de la pensée, loin d'y perdre, profite même d'un surcroît de la force vitale disponible — mais l'équilibre de l'ensemble n'en est pas moins rompu, et l'enfant vivra peu

L'exception apparente a confirmé la règle. La santé, c'est l'exercice régulier, le jeu irréprochable des organes. Pour aller bien, il faut qu'ils aient, dedans comme dehors, une forme parfaite, et la perfection de la forme est la vraie beauté. — Je dis la vraie : parce qu'on se fait évidemment des illusions à cet égard. Des mères sauvages compriment avec des planches la tête à leurs enfants, chez nous on comprime l'estomac avec des buscs. Les filles de Cham se percent les narines pour y suspendre des anneaux : ailleurs, on attache au chignon des paquets de crins ou de cheveux morts. C'est une chose qu'il est bon de savoir. Il n'y a pas longtemps, l'Administration des hôpitaux de Paris a dû sévir contre plusieurs de ses employés. Elle les a expulsés. Ces malheureux arrachaient aux morts les dents et les cheveux, qu'ils vendaient aux marchands de postiches !

On prétend que connaître le mal, c'est le guérir à moitié. Voyons donc en quoi consiste la différence entre une belle figure et une autre qui ne l'est pas. Elle peut se réduire à bien peu de chose, il suffit de rappeler les effets de la petite vérole par exemple. Il arrive qu'entre deux photographies, l'une faite avant la maladie et l'autre après, la différence est quasi insensible. Le soleil a fait semblant de ne pas s'apercevoir que l'aimable créature, si fière de sa beauté, l'a perdue sans retour. Il faut croire que le ciel a permis la petite vérole pour réprimer la vanité, écueil de notre sagesse. Mais Jenner a inventé la vaccine.

Cependant si une altération même bien superficielle, peut causer à nos traits « l'irréparable outrage » du poète, c'est à la conformation du squelette que les formes du corps sont réellement subordonnées. La dureté solide des os leur per met de garder si bien les formes acquises, qu'au bout de siècles elles peuvent servir à déterminer, non-seulement l'espèce, mais la race même du sujet. Voici un fait récent qui eut lieu à Nancy. Les têtes de deux saints évêques de cette ville étaient réunies dans un même reliquaire, mais il advint que les étiquettes qu'elles portaient se sont égarées. Vous voyez d'ici quel sujet de perplexité c'était là pour les personnes dévotes. De guerre lasse on s'est adressé à un savant médecin qui, à première inspection, déclara gauloise la tête la plus ronde : elle appartenait donc à Saint-Gérard ; l'autre plus pointue, revenait de droit à Saint-Mansuy qu'on savait d'origine écossaise. La présence de quatre dents mentionnée dans l'étiquette de ce dernier qui fut retrouvée, justifia l'arrêt du docteur Godron.

Cette différence des races humaines qu'on s'avise d'expliquer par la pluralité d'Adams, semble n'être qu'un effet de l'influence prolongée du milieu. Pour conserver la vie spécifique l'œuf suffit : les œufs de ces vers par exemple, qui vivent dans le corps humain, expulsés au-dehors, peuvent, sans se gâter et mourir, attendre plusieurs saisons une occasion d'éclore : il faut pour cela qu'ils soient avalés de nouveau avec l'eau qu'on boit sans l'avoir filtrée. Mais un corps vivant à l'aide de ses organes, qui une fois dégagé de l'œuf, ne peut se conserver qu'en exploitant son nouveau milieu, comment en serait-il indépendant ? Le monde ne changeant pas au gré de chaque créature, il faut bien que celles-ci s'accommodent de lui, — ou qu'elles périssent.

La faculté de se conformer au milieu est donc une condition naturelle pour tous les êtres vivants, mais l'homme jouit à cet égard d'un pouvoir hors ligne. Salomon a déjà fait la remarque que l'homme vient au monde tout nu : mais si l'ours par exemple, est mieux garanti contre le froid, il l'est beaucoup moins contre la chaleur, — et c'est ce qui le fait, peut-être malgré lui, sujet fidèle du tsar. L'homme s'acclimate partout, parce qu'il sait au besoin prendre à l'ours sa pelisse; parce que l'exquise sensibilité dont il est doué, l'avertit sans cesse de tout ce qu'il doit fuir, et l'y force au besoin; mais surtout parce que sa constitution se plie aisément et se conforme sans tarder à tout milieu nouveau. Pour habiter une zone terrestre de quelque étendue, le singe, l'animal le plus voisin de l'homme, a dû subir de telles métamorphoses, qu'il faut être naturaliste de profession pour en rattacher les types extrêmes au même genre. Le chien, abrité par l'homme, l'a suivi partout : mais aussi le nombre des variétés canines est inconnu, tant il est grand. On peut en dire presque autant de tous les animaux domestiques; les plantes elles-mêmes ne se prêtent guère à l'extension de cultures, que par l'accroissement indéfini de variétés, parfois considérables. Une vie limitée à la saison ou confinée dans un milieu spécial, les migrations, l'assoupissement passager de l'activité organique, etc., permettent à un grand nombre d'espèces de s'assurer une suffisante égalité de climat : mais braver tous les climats, n'appartient qu'à l'homme. Il semble en vérité, qu'il est devenu le roi de toute la terre moyennant quelques changements de couleur à la peau. Et si l'on peut prétendre avec quelque raison, que la terre n'a pas été créée expressément pour l'homme, il est du moins certain que l'homme fut créé expressément pour la possession de toute la terre!

Pour concevoir ce que c'est que ce problème biologique, qu'on se figure un Esquimaux guettant immobile des journées entières, par quarante degrés de froid et plus, un phoque qui doit venir respirer l'air à une fenêtre ménagée dans la glace — et d'autre part, un Arabe chassant l'autruche au triple galop, par quarante degrés de chaleur et davantage. Personne n'ignore cependant que l'un comme l'autre ils doivent, sous peine de mort, conserver dans leur corps une chaleur constante de trente-huit degrés : ce qui exige de l'un un échauffement continu de près de quatre-vingts degrés, tandis que l'autre doit au contraire se refroidir sans cesse quelque peu. Il est clair que les fonctions différant à un tel point, le travail organique et les formes afférentes, ne sauraient être identiques. Elles doivent se modifier, dans une certaine mesure, quand on change de milieu. Toutes les dissemblances humaines, de races, de peuples, de classes même et de familles, s'expliquent suffisamment par là, et ne s'expliquent pas autrement. C'est l'action du milieu qui les forme à la longue — et pour longtemps.

L'acclimatation, la transformation d'une race en une autre, ne peut évidemment être entière et complète, qu'après un grand nombre de générations consécutives, quand ce long et mystérieux travail de conformité organique avec le milieu, a pu s'accomplir. Et si l'on se rappelle que le beau n'est réellement que le prestige de la science divine dans l'équation des moyens avec le but, on ne doutera point que toute race parfaite et achevée peut réellement être belle, comme elle peut être bien portante et saine : puisque la santé et la beauté proviennent d'une même et unique source, qui est la perfection organique. Il est vrai que parfois nos yeux habitués à un type et comme aveuglés par lui, ne savent plus apprécier ni même en voir un autre. Il en est de cela comme des modes par exemple. Les modes d'hier ne manquent jamais d'être étranges, ridicules, impossibles, de l'avis unanime du beau sexe.

Toute race suffisamment accomplie doit avoir une beauté relative, et *vice versâ*, — mais il en résulte que quand le sang qualifié pur, c'est-à-dire achevé relativement, se mésallie, il ne peut que déchoir par confusion des types. Nous n'y pouvons rien, il semble qu'il y a là un secret providentiel qui touche à l'avenir de l'humanité entière. Et c'est peut-être à cause de cela que loin de craindre pour nos propres enfants l'enlaidissement par confusion des types, nous semblons y courir au-devant, puisque trop souvent ce n'est pas l'instinct sagace du cœur, c'est la fortune qui nous marie. C'est là qu'elle est aveugle !... mais passons. La même force réparatrice qui veille sur les individus, veille également sur l'espèce. Elle répare, elle redresse... elle supprime ! Jouir de la vie comme on l'entend d'ordinaire, c'est tarir les sources de la vie. Des familles enrichies il y a cent ans, à peine trois ou quatre vivent encore parmi nous. Dans cent ans, les mêmes causes amèneront les mêmes effets : à moins que ce siècle éminent des progrès ne parvienne enfin à remplacer tous les vices que nous avons, par les vertus contraires qui nous manquent

Les lois de la force vitale nous suppriment en désespoir de cause : mais tant qu'il y a une ressource, elle ne se lasse pas de guérir. Voici un nouveau-né qu'anime à peine une étincelle de vie. N'en désespérez jamais ! Laissez agir la nature, c'est-à-dire, ne la contrariez point — et l'étincelle deviendra une flamme, et l'enfant rachitique sera peut-être un bel homme.

Nous venons de prononcer le nom fatal de la grande maladie humaine, dont chacun est entaché peu ou prou, qui est ce bourreau au service de la loi vitale nous supprimant avant l'heure : le rachitisme, le vice de conformation osseuse. Les 256 os du corps humain forment, par leur réunion, une cage solide, où les parties molles s'accrochent et s'étalent à l'aise. Sa construction, nous l'avons remarqué déjà, détermine aussi bien la forme générale du corps, que les proportions et les symétries particulières. La fermeté des os arrivés à leur complet développement, rend en effet leur situation immuable et leurs défauts indélébiles. Mais il faut encore observer ceci : nous commençons nos constructions par la charpente, la force vitale fait l'inverse Elle commence par former les organes tendres et délicats qui doivent habiter la cage osseuse et être protégés par elle. Le cerveau une fois formé, endosse son casque osseux qui se moule avec docilité sur les plis et ondulations de la pulpe nerveuse, si molle pourtant et si peu résistante.

Il s'y prête avec docilité si tout va régulièrement : car si la marche naturelle est troublée dans l'ordre normal ou la mesure voulue, le crâne s'ossifie comme il peut : bosse d'ici, creux de là, une moitié plus vaste que l'autre, ou plus étroite qu'il ne faut. A en croire les chapeliers qui prétendent s'y connaître, c'est chose fabuleuse qu'un crâne d'un ovale sensiblement régulier : et c'est pour cela (à les en croire), qu'il y a au monde si peu de gens tout-à-fait raisonnables.

Un rempart de côtes protège le cœur et les poumons : sa conformation défectueuse, c'est la gêne de la respiration et de la circulation : on sait trop ce qui en arrive. Les vices du bassin, ce sont les naissances rendues difficiles ou impossibles. Voici une petite fille si aimable et si gracieuse que, suivant le dicton métaphorique à l'excès, elle fait venir l'eau à la bouche, qu'elle éveille, aussitôt qu'elle apparaît, un avant ou même un arrière-goût de la passion fatale qui causa la chute de Troie. On s'empresse d'escompter l'avenir en payant un tribut de sucreries à l'Hélène en herbe. Le petit ventre en devient gros, il pèse en avant, et pour s'empêcher de le suivre en marchant et se jeter à terre, on se cambre en arrière : on s'enfonce le dos à la longue. La mort s'ensuivra un jour, et le meilleur! le jour même où la vie acquiert son prix entier. La moitié de l'espèce humaine succombe ainsi aux vices de conformation osseuse, et l'autre en devient... moins belle.

Un os est un tissu de gélatine incrusté de calcaire. La proportion de ces deux éléments, le mou et le dur, varie beaucoup durant la vie. On a vu des vieillards se casser des membres en se retournant au lit, tant leurs os desséchés deviennent quelquefois friables. Chez les enfants qui doivent grandir chaque jour, la substance gélatineuse domine au contraire, mais il en résulte que faute de solidité, leurs os peuvent plier sous le poids du corps, ou céder à la traction des muscles qui y prennent leurs attaches, et contracter des formes fâcheuses. C'est ce qui arrive trop souvent si non toujours. Il est vrai que la plupart du temps les os se redressent en se fortifiant avec l'âge, notamment au terme de l'enfance, pendant ces quelques années de première jeunesse, si regrettées, quand la force vitale, ayant presque achevé l'élévation du corps, semble le réviser amoureusement pour y mettre la dernière main, — pour l'embellir en vérité ! Il est bien rare cependant qu'elle parvienne à effacer complétement les défauts de la formation primitive, il en reste toujours au moins quelques vestiges, il en reste par exemple une différence imperceptible entre les deux moitiés de la figure — qui suffit pour en altérer ou détruire la beauté.

Il n'en serait pas ainsi, il faut le répéter sans cesse, si la digestion régulière fournissait à l'économie une matière osseuse de bon aloi et à point. S'en prendre à la force vitale, autant accuser la lumière de devenir moins claire, ou le feu d'être moins chaud. Il faut nous en prendre à nous-mêmes. Nous sommes des êtres libres, — libres de faire des sottises,

— où serait la liberté, et le mérite, sans cela? et libres de nous enlaidir par notre incurie, par notre mépris de la règle, et par nos excès. Il arrivait à Cicéron de rendre son dîner... pour en manger un meilleur. Cela n'entre plus dans nos manières, nous nous tuons autrement, mais voilà tout. Les enfants héritent des vices organiques contractés par les parents : c'est le plus sûr des héritages.

Faute de matériaux convenables, (ou à défaut de quelque autre convenance), la force vitale ne pouvant faire les os conformes à son dessin original, fins, élégants et solides à la fois, les fait au mieux : en en grossissant les têtes, pour appuyer les résistances sur une surface plus large ; en en épaississant les bords et les crêtes, pour augmenter la puissance du levier ; somme toute, en compensant, dans les bornes du possible, les qualités par la quantité, et en sacrifiant l'accessoire pour sauver l'essentiel, et fonctionner quand même.

Geoffroi Saint-Hilaire a créé la tératologie, science des monstruosités physiologiques. Quand un animal venu au monde dans nos contrées, présente quelque chose d'insolite, de bizarre ou d'affreux, on l'envoie à mon collègue et ami le Dr Maurice : qui l'achète avec empressement, le dissèque, le dessine et l'explique. Il y trouve toujours de quoi prouver, que c'est dans le domaine de la vie surtout, que l'exception ne fait que confirmer la règle. C'est là le vrai objet de l'étude des monstruosités — et le profit : le seul et unique profit des savants qui la cultivent ici.

Tératologie signifie à la lettre : science des prodiges. On ne croit plus aux jeux de la nature, mais on admire mieux que jamais les prodiges de savoir-faire que, soumise aux plus difficiles épreuves, elle improvise pour en venir à ses fins. A ce point de vue, un Quasimodo ou un Polichinelle n'est pas moins prodigieux qu'un veau à double tête. Il faudrait donc accorder à la tératologie un chapitre de plus, où l'on exposerait savamment, les classes, les genres, les espèces et les variétés de la laideur humaine. On sait quelle profusion la nature y déploie, sans prendre le moindre souci de notre vanité : et on doit comprendre qu'un homme rajusté, rapiécé, raccommodé de la tête aux pieds, ne rappelle que d'un peu loin l'idéal de la beauté.

Que personne ne s'y méprenne : un peu plus un peu moins, nous en sommes tous là. Il y aurait lieu à faire un parallèle entre la chute morale de l'homme et son abaissement physiologique. Nous attribuer, tels que nous nous voyons, à la Sagesse créatrice, ce serait l'accuser d'avoir conçu des choses imparfaites. Dieu n'a créé aucun mal — quoique il l'ait permis, en nous délaissant libres dans un gouffre de conflits. De même que l'intérieur de notre âme n'est qu'un compromis, sans cesse renouvelé, entre le bien et le mal : le corps, le gîte passager de notre âme, n'est aussi qu'un replâtrage continu. Mais sous le plâtras, l'idée divine de la forme humaine (comme l'idée du bien au fond de la conscience), persiste à coup sûr : et elle apparaîtra un jour dans toute la « splendeur du vrai, » ou Dieu l'aurait préméditée en vain !

En saluant de loin l'incarnation future de cet idéal, ai-je besoin de redire (pour écarter le soupçon de n'être qu'un songe-creux), que nul d'entre nous ne le verra, ni homme ni nation ni race vivante peut-être. La terre, notre apanage légitime — ayons donc le courage de mépriser les objections médiocres, — notre terre subira de longues révolutions encore, balayant de sa surface les monstres de toute espèce, (les grands crocodiles et les grands autocrates), et la rendant plus belle que jamais, plus douce et plus propice à l'Accomplissement de l'homme. Ajoutons cette observation biologique que c'est dans le règne inorganique seulement, que les causes supprimées, les effets disparaissent aussitôt ; au sein de la nature vivante, après les causes, dont la connaissance semble déjà un problème infini, il faut détruire encore les habitudes invétérées. Mais à chaque jour suffit sa peine : la nôtre, c'est de mettre en pratique la science déjà acquise, pour réduire nos chances d'infirmités, et conserver le plus longtemps possible les attributs de la jeunesse.

Dans les beaux jours de l'antiquité classique, l'éducation des enfants ne se proposait rien moins que de faire des héros par la force, la grâce et la vertu. Je ne sais si les jeunes mères de notre temps songent beaucoup à élever des héros : mais elles semblent désirer toutes, avec une passion extrême, d'avoir les enfants beaux. Ce désir est assez naturel et d'autant plus légitime, que bel enfant, signifie à la fois la beauté et la santé. Mais pour les rendre beaux la recette universelle, c'est un bel habit. Un costume de zouave ou de Garibaldi, avec une tête garnie de papillotes. Il faut à ce qu'il paraît une grande patience pour faire tout ce papillotage : c'est peut-être un moyen d'inculquer aux enfants la chose la plus rare et la plus nécessaire au monde, qui est de supporter la contrariété. Mais si on y ajoutait un peu de régime, si on les envoyait tous à l'école, où l'on enseigne, quand la cire est encore molle, la règle, c'est-à-dire, l'ordre et la mesure, la prudence et la modération : ils n'en seraient pas moins beaux et ils se porteraient mieux, corps et âmes.

Je m'arrête, je ne puis épuiser un tel sujet, et je crois en avoir dit assez pour donner à penser aux mamans trop bonnes, et aux bonnes-mamans surtout, aux tatans, aux tontons et autres tentateurs qui captent les sentiments avec les gâteaux — ainsi nommés parce qu'ils gâtent les petits enfants.

Un mot seulement sur la beauté des grandes personnes, que le sujet intéresse autant que les petites. Les enseignements d'une vieille expérience, fécondés par les récentes pratiques de la sélection, ont créé de nos jours un art nouveau, une méthode rationnelle, simple et facile, d'assurer au premier venu une force prodigieuse, une adresse singulière, une faculté inconcevable de supporter la fatigue et la douleur. De lui procurer des muscles puissants et souples, bien dessinés sous une peau fine et ferme, lisse et unie, et d'une belle transparence rosée. Avec cela un sentiment général de bien-être, des sens aiguisés et une santé parfaite. Faut-il avouer à notre honte, que cet art précieux n'a été inventé et ne se pratique encore, que pour former des boxeurs qui, nus jusqu'au ventre, se meurtrissent à coups de poings et s'assomment aux applaudissements du peuple anglais! On est pourtant obligé de reconnaître que cet art anglais de *l'entraînement*, ouvre des horizons inattendus à notre perfectibilité physiologique.

La beauté du corps, c'est la fleur de la santé, c'est le couronnement de l'édifice vital; mais qui songe à cela? qui règle sa vie sur la maxime salutaire, que le sain et le beau, c'est la cause et l'effet? Plaire, voilà l'alpha et l'oméga, la loi et les prophètes. A ce point de vue, il est reconnu que le charme de la figure humaine dépend moins encore des formes plastiques, que de la physionomie. Le secret de ce charme pénétrant, c'est que le jeu physionomique est un jeu expressif. Nos impressions passagères comme l'état habituel de notre âme, se traduisent, dans le mouvement et l'attitude de nos traits, en caractères intelligibles à tout le monde. La séduction fatale quelquefois, que ce langage même feint, exerce sur nous, prouve ce semble, qu'au fond, nous ne sommes pas aussi mauvais qu'on le dit souvent, puisque la seule apparence d'un bon mouvement nous touche à ce point.

Et la conclusion irrécusable, c'est que, pour plaire aux autres et à nous-mêmes, c'est l'âme qu'il faut rendre belle : le charme attractif vient par surcroît. « Tout œil est beau quand il regarde le ciel. »

IMPRIMERIE DE Ve THÉOLIER ET Ce

www.ingramcontent.com/pod-product-compliance
Ingram Content Group UK Ltd.
Pitfield, Milton Keynes, MK11 3LW, UK
UKHW020228180726
13838UKWH00005B/2249

9 782329 45310